DE L'HISTOIRE

DU

MÉDICAMENT

PAR

M. J. DEBIONNE,

PROFESSEUR DE PHARMACIE ET DE MATIÈRE MÉDICALE
A L'ÉCOLE PRÉPARATOIRE DE MÉDECINE ET DE PHARMACIE
D'AMIENS.

(Discours prononcé à la Rentrée solennelle de l'Ecole
le 4 Décembre 1884.)

AMIENS

IMPRIMERIE DE LA GAZETTE MÉDICALE DE PICARDIE,

RUE GRESSET, 13.

1884.

DE L'HISTOIRE

DU

MÉDICAMENT

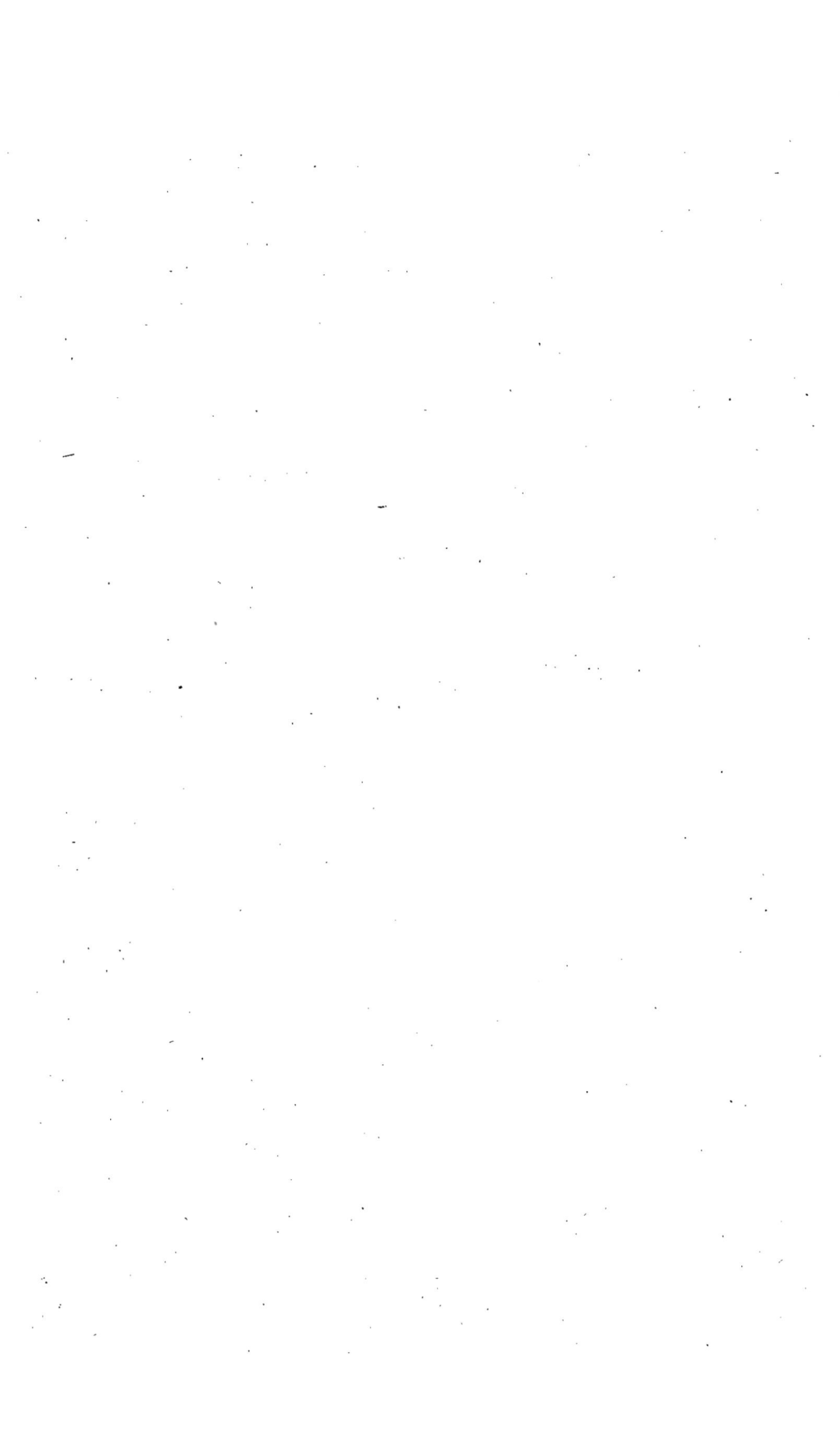

DE L'HISTOIRE

DU

MÉDICAMENT

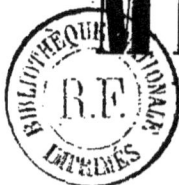

PAR

M. J. DEBIONNE,

PROFESSEUR DE PHARMACIE ET DE MATIÈRE MÉDICALE
A L'ÉCOLE PRÉPARATOIRE DE MÉDECINE ET DE ·PHARMACIE
D'AMIENS.

———

*(Discours prononcé à la Rentrée solennelle de l'Ecole
le 4 Décembre 1884.)*

———

AMIENS

IMPRIMERIE DE LA GAZETTE MÉDICALE DE PICARDIE,

RUE GRESSET, 13.

——

1884.

DE L'HISTOIRE

DU

MÉDICAMENT.

MESSIEURS,

Il est une tradition à laquelle l'École de Médecine et de Pharmacie d'Amiens, s'impose le devoir de rester toujours fidèle.

C'est l'usage consacré, que chaque année l'un de ses membres vienne vous entretenir quelques instants d'un des nombreux sujets touchant l'art de guérir.

Si, les années précédentes, des circonstances par-

ticulières ont interrompu cette coutume, je suis
persuadé que le temps n'a pas effacé de vos souve-
nirs les savantes causeries de deux de mes maîtres :
La défense de la Chimie par M. le professeur Bor en
1880, et l'importance de l'Histoire naturelle en Médecine, par M. le professeur Bernard en 1882.

En acceptant de prononcer cette année le Discours
de rentrée, je comprends et j'apprécie dans toute
son étendue l'honneur qui m'est fait, mais je comprends aussi combien est lourde la tâche qui m'in-
combe, aussi n'est-ce pas sans une certaine émotion
que j'ose l'aborder.

Mon inexpérience, et surtout le faible attrait que
vous offrira peut-être le genre de sujet que je me
propose de traiter, m'obligent à réclamer de votre
part la plus large indulgence.

Je ne sais s'il est plus facile de suivre une science
dans les rapides progrès qu'elle fait chaque jour,
que de remonter dans son passé pour en chercher
une origine.

Je ne sais s'il faut au savant une conception moins
puissante, pour nous prédire les perturbations que
doit éprouver notre Globe, que pour nous indiquer
ce qu'a été notre Planète dans les temps les plus

reculés, et les transformations successives qu'elle a
subies à travers les âges.

Je ne sais, en un mot, si les grands problèmes de
notre existence trouvent plutôt leur solution dans
le passé que dans l'avenir.

Certes, je n'ai pas la prétention d'aborder de
semblables questions, je veux me borner à vous
esquisser l'historique d'une Science, dont le plus
beau mérite est d'avoir toujours été la bienfaitrice
de l'humanité

On a dit souvent : la Médecine est aussi ancienne
que le monde.

Elle remonte, en effet, aux premiers moments où
l'homme a connu les souffrances physiques.

La nécessité d'y remédier, lui suggéra l'idée qu'il
devait exister sans doute quelque substance qui
pourrait le guérir. Jetant les yeux autour de lui,
guidé par son seul instinct, le premier produit des
trois règnes sur lequel il porta la main, fut le premier
médicament.

Peut-être même que, servi par des hasards heureux, guidé par une sorte d'impulsion secrète ou
par l'exemple même des animaux, ou enfin rendu
hardi par l'excès de la douleur, il apprit à connaître,

sans le vouloir, les propriétés des plantes que la
nature lui offrait.

Si dès l'apparition de l'homme sur la terre, le
médicament s'imposa comme une nécessité, bien
des siècles cependant s'écoulèrent, avant qu'il ne
révélât son existence scientifique.

Il faut arriver déjà à une époque de civilisation
assez avancée pour voir les végétaux revêtir une
forme médicamenteuse.

Chez presque tous les peuples sauvages on trouve
des traces anciennes de l'usage des médicaments.

Hérodote et Strabon nous apprennent que les
Indiens, les Assyriens, les Chaldéens furent les
premiers compositeurs de remèdes.

Mais, bien auparavant, les Chinois connaissaient
les vertus curatives des plantes. Leurs livres appelés
« Kings » où sont déposés les secrets de leur civilisation, nous apprennent que King-Noung (laboureur
divin) empereur de la Chine, qui mourut 2700 ans
avant notre ère, composa une histoire des plantes
qui subsiste encore sous le nom d'Herbier de King-
Noung.

Ce prince préparait des extraits, soit en exprimant
le suc des plantes, soit en les faisant bouillir dans

l'eau, et les administrait ensuite avec précaution aux malades, afin d'en constater les effets et d'en connaître les propriétés.

Les livres sacrés des Indous, recueils encyclopédiques connus sous le nom général de « Védas » et qui remontent à plus de quatorze siècles avant notre ère, traitent de la Médecine, de la Chirurgie, de la Botanique, de la Minéralogie et de l'Histoire naturelle.

Mais si les peuples de l'Asie furent les premiers qui connurent les propriétés de certaines plantes, ce fut l'Egypte qui leur enseigna la Médecine et l'art de préparer les médicaments.

L'Histoire nous apprend qu'Hermès, ce dieu qui fut le maître d'Esculape enseigna aux hommes la manière d'extraire l'huile et de préparer l'opium.

Pour augmenter leur puissance, les Prêtres égyptiens, placés déjà à la tête des peuples par leurs lumières et leurs richesses, s'emparèrent de la Médecine et la mêlèrent aux pratiques les plus superstitieuses de leur idolâtrie.

Les maladies étaient regardées par eux comme la manifestation la plus éclatante de la colère des dieux. Entièrement au pouvoir des Prêtres, la préparation

mystérieuse des remèdes, parfois les plus simples,
avait pour but d'exalter la puissance des médicaments et surtout d'augmenter le prestige de la caste
sacerdotale.

Quoique entouré du plus grand secret, l'art de
guérir n'en grandit pas moins dans le silence, et les
progrès que fit la Médecine contribuèrent pour une
large part à la grandeur et au développement de la
civilisation Egyptienne.

Le haut degré de perfection qu'atteignit l'art des
embaumements n'est pas moins remarquable et nous
prouve que les Egyptiens connurent également les
propriétés des sels, des résines et des essences.

L'histoire de la Grèce nous apprend que les héros
et les demi-dieux qui combattirent au siège de Troie,
préparaient eux-mêmes les remèdes pour guérir
leurs blessures.   •

Les noms du Millefeuille et de la Germandrée
(Achillea et Teucrium) nous indiquent suffisamment
que les Grecs et les Troyens connurent les vertus
de ces plantes.

Avant que la Grèce n'eût puisé en Egypte les secrets de l'art de guérir, les malades étaient exposés à
la vue des passants, et les remèdes qui avaient produit

d'heureux résultats étaient inscrits sur des tables votives que l'on suspendait aux murs et aux colonnes des temples.

Si l'on songe aux impénétrables secrets des Prêtres égyptiens, quel contraste plus frappant que ce moyen tout primitif de vulgariser les remèdes !

Cependant l'Egypte fut l'école où vinrent se former tous ces hommes de génie qu'enfanta la Grèce : Poëtes, historiens, philosophes, vinrent à Alexandrie étudier toutes les sciences humaines.

L'Histoire nous apprend, en effet, que cette ville possédait alors un Jardin botanique, un Musée, une Bibliothèque, où se trouvaient réunies toutes les merveilles de l'Antiquité.

Parmi les médecins grecs, Hiérophyle, qui vécut 750 ans av. J.-C., paraît être le premier qui classa les médicaments, et enseigna quelque composition.

Hippocrate, qui naquit 460 ans av. J.-C., et qui mérita si justement ce titre glorieux de « Père de la Médecine », fut, par l'élévation de son esprit et l'étendue de ses connaissances, le médecin le plus accompli que posséda l'Antiquité.

Il fit toutefois peu d'usage des préparations pharmaceutiques.

Ses écrits nous attestent qu'il connut environ plus de 150 espèces de plantes officinales.

Théophraste (420 ans av. J.-C.), disciple de Platon et d'Aristote, écrivit deux ouvrages sur les Plantes.

Le nombre des espèces qu'il mentionne dans ses écrits s'élève à plus de 400. Ses leçons sur la Botanique et la Minéralogie furent suivies par plus de 2,000 élèves.

Vient ensuite Nicandre, poëte et médecin grec, qui célèbre les vertus des Plantes. Dans ses deux poëmes sur les Thériaques et les Alexipharmaques, il décrit avec une grande exactitude l'action du venin des serpents et des insectes, les effets des poisons et les remèdes à employer pour s'en préserver.

Grâce aux études approfondies de ces maîtres, les sciences médicales, sorties de leur enfance, trouvèrent en Grèce un facile essor et ces premiers écrits apprirent à l'Europe, encore barbare, les vertus les plus saillantes des plantes médicinales.

Les Romains, qui recueillirent l'héritage des Grecs, ajoutèrent bien peu aux connaissances médicales de leurs illustres devanciers.

Pendant cinq ou six siècles, ils se passèrent pour ainsi dire de médecins. Il faut arriver à Dioscoride, médecin des armées romaines sous Néron, pour voir revivre, avec l'étude des plantes, la pratique de la médecine et l'usage des médicaments.

Jusqu'au XVᵉ siècle, les écrits de Dioscoride jouirent d'une grande célébrité, et les Turcs et les Maures, qui les ont traduits, n'ont pas encore aujourd'hui d'autre livre de médecine.

Un siècle plus tard, l'art de guérir était dignement représenté par Galien, médecin de Marc-Aurèle.

Cet homme célèbre fut, pour la Pharmacie, ce qu'Hippocrate avait été pour la Médecine, et par ses écrits sur l'art de préparer les médicaments, il jeta les bases de la Pharmacie, en substituant aux remèdes simples les remèdes composés. Le temps qu'il fallut consacrer alors à la préparation des médicaments pour lesquels Galien venait d'indiquer une forme pharmaceutique, ne permit plus au médecin d'exercer en même temps les deux branches de l'art de guérir.

C'est donc à côté de sa sœur aînée que la Pharmacie vint prendre place, sœur émule, mais non rivale, de la Médecine, l'égalant en ardeur pour la science, en amour pour la vérité, en efforts de zèle et de dévouement pour répandre les bienfaits de l'art de guérir.

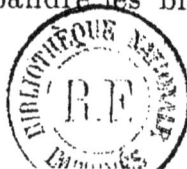

C'est donc à Galien que revient tout l'honneur
d'avoir ouvert la voie à cette science que vont étudier tant de savants, où vont s'illustrer tant de
modestes praticiens.

Mais que de difficultés se sont présentées avant
que l'on connût les véritables vertus des plantes !

Que d'efforts il a fallu pour dégager de l'erreur et
de l'ignorance les propriétés réelles des médicaments !

Si, dès son origine, le Médicament a rencontré
tant d'obstacles à son existence, bien que l'Antiquité
ne contestât jamais son importance ou son utilité,
c'est aux préjugés surtout qu'il doit d'être resté si
longtemps un moteur sans effet.

L'ignorance des siècles passés, qui a tour à tour
étouffé ou exalté la puissance des médicaments, a,
tout autant que les préjugés, entravé la connais-
sance de leurs propriétés.

On voit le même remède produire des effets oppo-
sés, et des effets semblables produits par des remèdes
différents.

Les maladies les plus simples sont des mystères
impénétrables, et les effets les plus manifestes,
comme autant d'indéchiffrables énigmes, ne justi-

fient aucun symptôme, n'expliquent aucune conséquence ; les observations les plus judicieuses n'indiquent aucun traitement, aucune médication.

- En attribuant aux remèdes les propriétés les plus
bizarres, la barbarie et la superstition ont amené la
confusion dans les idées, le trouble dans les esprits,
l'incertitude dans le choix des moyens de guérison.

A travers ce chaos, la marche de la Médecine est
lente et incertaine ; plus les sentiers sont tortueux,
plus les chemins sont arides, plus la route est par-
semée d'erreurs, plus sont illustres pour nous les
noms de ceux qui la parcourent.

L'histoire du Médicament jusqu'à Galien ne com-
prend, en quelque sorte, que l'histoire des substances
simples ; mais, à partir de cette époque, s'ouvre une
ère nouvelle, et le médicament revêt une forme
pharmaceutique.

L'usage des Simples est remplacé par l'emploi des
Composés.

La Médecine, découvrant de jour en jour un plus
grand nombre de maladies, exige des médicaments
plus nombreux et plus variés. Mais survient bientôt
un abus. On voit alors se substituer à la pharmacie
de Galien ce que les modernes ont appelé la Poly-

pharmacie, mélange confus des substances les plus diverses et les plus disparates.

Les Arabes, surtout, nous fournissent de nombreux exemples de cette exagération.

Lorsque Dioclétien brûla les livres des prêtres égyptiens pour mieux soumettre ces derniers à sa domination, on craignit un instant que les archives médicales de l'Egypte ne fussent anéanties. Il resta cependant des traces des connaissances Egyptiennes parmi les Arabes vainqueurs de l'Orient, et au Ve siècle, Aetius, qui vivait sous Constantin et Théodose, remplit ses ouvrages de la polypharmacie des Egyptiens.

Au VIIe siècle, nous voyons apparaître Géber, né à Thus, dans le Chorasan (province de Perse).

Il rappela à la vie l'impératrice Irène, à l'aide de l'eau concentrée de rose, qu'il distilla. Cette eau acquit dès lors une grande réputation.

Il enseigna aussi la manière de réduire, de calciner et de dissoudre les métaux.

Viennent ensuite Paul d'Egine, et Etienne d'Athènes, dont les écrits furent suivis jusqu'au VIIIe siècle.

L'histoire nous apprend qu'Haroun-al-Raschid,

contemporain de Charlemagne, encouragea la science chimique en faisant traduire les livres grecs qui traitaient de cette science.

Au IX° siècle, Mésué, que l'on a surnommé l'Evangéliste des Pharmaciens, et Jean Sérapion, le pharmacologiste le plus distingué de cette époque, nous ont laissé, sur l'art pharmaceutique, des écrits remarquables.

Abou-Becker-Rhazès, au X° siècle, et Avicenne, au XI°, tous deux originaires de la Perse, rapportent de l'Inde de précieux aromates et de nombreux médicaments.

Nous voyons apparaître au XII° siècle Averrhoès, Aben-Bitar, Aben-Guesit et Alchindi qui accrurent leur réputation autant en recueillant la médecine des Grecs, qu'en transportant en Europe les produits médicamenteux de l'Orient.

Citons enfin Nicolas Myrepsus qui écrivait en 1198. Il fut le dernier de ces médecins arabes qui par leurs écrits et leurs travaux contribuèrent si largement au développement de la Médecine et de la Pharmacie.

Par routine, plutôt peut-être que par reconnaissance, nous avons conservé quelque trace de leur

langage. Les mots *alambic, alcohol, julep, syrop,
alkali* sont originaires de la langue arabe.

A côté des vertus que possèdent les médicaments
et que tous ceux qui ont étudié la Médecine ont pu
contrôler, il est d'autres propriétés que l'ignorance
ou la crédulité ont, de tout temps, attribué à certaines substances, à diverses compositions.

J'ai nommé les philtres et les talismans.

Il arrive parfois que l'étymologie d'un mot résume
toute son histoire ; il en est ainsi des philtres
(de φιλεῖν aimer), préparations dont les vertus
étaient si puissantes, qu'en ayant fait usage, on
parvenait non seulement à se faire aimer, mais à
éteindre l'inimitié la plus grande pour la remplacer
par l'amour le plus irrésistible. Les écrits des Grecs
et des Romains sont remplis de récits aussi supre-
nants que fantastiques dans lesquels les exagéra-
tions les plus invraisemblables trouvent dans la
puissance merveilleuse des philtres une facile et
complaisante explication.

Afin de cacher les mœurs corrompues de l'Antiquité, la Mythologie nous apprend que Circé, fille
du Soleil, séduisait les hommes à l'aide de breuvages
particuliers et les transformaient ensuite en ani-

maux immondes, après les avoir soumis à ses voluptés.

C'est aussi à l'aide d'un breuvage magique que Jason put approcher du monstre qui gardait la Toison d'or, l'endormir, le tuer et s'emparer du trésor.

Mais sans recourir à ces récits fabuleux, nous avons les écrits que nous ont laissés sur ce sujet Platon, Hippocrate, Sénèque, Tacite, Juvénal, saint Jérôme, Théocrite et Virgile qui tous ont ajouté foi au pouvoir invincible des philtres.

Les anciens ne plaisantaient pas à ce sujet, et Pline nous apprend que celui qui nuisait à de jeunes mariés par des breuvages ou des paroles magiques, était puni de mort.

Si l'usage des philtres n'avait jamais eu d'autre résultat que d'exalter l'imagination de ceux qui s'en servirent, ou même de troubler et d'amoindrir leur intelligence, ils ne mériteraient pas qu'on s'y arrêtât un instant ; leur absurdité en eût fait depuis longtemps justice ; mais nous savons que les coupables auteurs de ces compositions dangereuses joignaient aux substances aphrodisiaques des plantes narcotiques ou toxiques, satisfaisant ainsi tout à la fois les honteux désirs d'un débauché et la vengeance d'un criminel.

Personne n'ignore, d'après Suétone, que la folie de Caligula fut le triste résultat d'un philtre que lui donna Cœsonie.

La mort de Lucullus et celle du poëte Lucrèce sont dues à de pareils breuvages.

Tels furent les terribles résultats de la pratique des sciences occultes.

Pour préserver l'existence humaine qui semblait être livrée tout entière à ces ténébreux secrets, la crédulité et l'ignorance en cherchèrent vainement le contre-poids dans les talismans.

Le philtre le moins enchanteur possédait encore une action physiologique réelle, le talisman le plus plus puissant et le plus merveilleux n'offrit jamais qu'un effet purement imaginaire.

Une multitude d'objets informes, de substances diverses appartenant aux trois règnes de la nature, devinrent des talismans non moins puissants que les statues de bois, d'airain ou de pierre dont le paganisme fit ses idoles.

Il suffisait de porter sur soi un métal ou un silex, un collier ou une image pour être préservé de toutes les maladies, acquérir la santé ou la fortune, en un mot, être favorisé dans tous les événements de la vie par un concours heureux de circonstances.

Contrairement aux découvertes modernes, qui sont les conquêtes glorieuses du génie et de la raison, humaine, les premières lueurs des sciences sont la conséquence ignorée ou fatale de la superstition ou du hasard.

Les philtres ont donné le jour à ces redoutables poisons du Moyen-Age ; les talismans ont enfanté la pierre philosophale, chimérique rêverie qui tortura pendant plus de trois siècles, le cerveau des alchimistes.

Sous le joug avilissant de l'esclavage et de la servitude féodale, les sciences médicales languirent longtemps étouffées sous le poids de l'ignorance universelle.

A la vénération qu'inspirait jadis la puissance mystérieuse des médicaments, avait succédé une sorte de terreur involontaire, grandissant chaque jour davantage, sous la double influence du fréquent emploi des remèdes secrets et de la multiplicité des poisons.

Dans l'enfance des sociétés, l'histoire des peuples se trouve étroitement liée à l'existence de ceux qui

les gouvernent, mais par une ironie du sort qui
n'est pas sans exemple, n'avons-nous pas vu de
puissants monarques devant lesquels tremblait tout
un peuple, trembler eux-mêmes devant la coupe
que leur tendait un esclave!

Si nous parcourons les écrits que nous ont laissés
les auteurs du siècle dernier, nous y trouvons une
composition bizarre, antidote merveilleux appelé le
Mithridate.

Ce remède, qui porte le nom de son auteur, grand
roi de Pont et de Bithynie, est un mélange confus
de substances disparates. On raconte que Mithridate,
mortel ennemi des Romains, prenait chaque jour de
cet antidote pour détruire les effets du poison qu'il
redoutait. Lorsque le sort des armes lui fut contraire,
craignant de tomber vivant entre les mains de ses
ennemis, il essaya de s'empoisonner mais ne put
y réussir et fut contraint de se faire tuer par un
Gaulois, son esclave.

Après sa mort, Pompée trouva dans sa cassette,
la formule de ce merveilleux antidote; il la rapporta
à Rome, la regardant comme le fruit le plus précieux de ses victoires et de son triomphe, et chargea
le médecin Damocrate de la chanter en vers hexa-

mètres, en donnant pour titre à ce poëme le nom de Mithridate.

Cent quarante ans après, le plus cruel des empereurs romains, Néron, redoutant pour lui-même les effets de ces poisons dont il avait fait un si horrible usage, fit perfectionner le Mithridate par Andromaque, son médecin, qui en fit la description en vers élégiaques.

Dans un des ouvrages de Galien nous retrouvons cet antidote sous le nom de Thériaque, titre d'un ancien poëme grec de Nicandre sur les serpents venimeux.

Si nous ouvrons la dernière édition du Codex français, nous trouvons après dix-huit siècles d'existence, intacte dans sa formule, cette fameuse composition encore aujourd'hui appelée Thériaque d'Andromaque.

Lorsque le hasard nous fait découvrir les débris d'une statue, les fragments d'un portique ou les ruines d'un temple, nous recueillons avec respect ces vestiges glorieux des siècles passés, nous les abritons du souffle destructeur des temps pour les transmettre à l'admiration des générations futures.

Lorsque nous tirons de l'oubli où l'avaient ense-

veli vingt siècles d'ignorance, un de ces parchemins
poudreux, chef-d'œuvre de poésie, de littérature ou
d'éloquence, nous osons à peine le toucher, craignant de profaner ces immortelles et précieuses
reliques.

Chaque science a ses archives comme chaque
nation son passé et sa gloire, et lorsqu'un nom survit
à plusieurs siècles, fût-il celui d'un savant ou d'un
guerrier, d'un fait ou d'une idée, d'un objet ou d'une
substance, la critique n'ébranlera jamais ce que les
temps n'ont pu détruire.

Sans remonter à l'origine de la Thériaque, si nous
nous reportons à deux ou trois siècles seulement,
nous trouvons ce produit en grand honneur chez
presque tous les peuples de l'Europe. Plusieurs
même y ont apporté des modifications aussi impor-
tantes que discutables. Mais la France, l'Italie et
l'Espagne s'honorent de n'avoir point porté une
main réformatrice sur cet antique débris de la médecine d'un autre âge.

Un certain nombre de villes et particulièrement
Venise, avaient alors le privilège de préparer chaque
année la Thériaque. Cette préparation se faisait en
grande pompe avec un cérémonial tout particulier.

On réunissait à cet effet dans un vaste laboratoire, le Doge et tous les dignitaires de la République de Venise, la corporation des médecins et des apothicaires de toute la contrée.

C'est alors, qu'après avoir vérifié la qualité et la pureté de chacune des soixante-six substances qui devaient servir à la confection de cet électuaire, on procédait solennellement au mélange de chacun de ces produits un à un et dans l'ordre indiqué.

Pendant près d'un mois, des fêtes dont Venise n'a pas encore oublié le souvenir consacraient le retour de cette solennelle préparation.

Il convient d'ajouter que l'emploi de la Thériaque était alors très répandu, et que chaque famille un peu aisée se faisait un devoir d'en posséder.

De nos jours, ce médicament est presque tombé dans l'oubli.

Dans un siècle comme le nôtre où chaque jour voit naître tant de découvertes scientifiques et d'inventions nouvelles, le progrès nous entraîne dans sa course rapide, nous laissant à peine le temps de jeter un regard autour de nous, regard impuissant du reste à percer ce tourbillon d'idées qui nous cache des horizons nouveaux.

Ce changement incessant qui s'opère sous nos
yeux, cette activité prodigieuse qui règne partout et
qui préside à ces transformations si extraordinaires
semble nous dire que rien sur la terre n'est immua-
ble et fixe.

Sous l'avalanche de ces produits nouveaux qu'une
réclame impudente veut imposer à la médecine, la
Thériaque succombe et menace de disparaître. Ce
n'est point assez que pendant dix-huit siècles elle ait
bravé les attaques de ses adversaires, ce n'est point
assez qu'autrefois les Dioscoride et les Galien l'aient
si fréquemment employée, que plus tard les d'Aquin,
les Charas, les Sydenham et tant d'autres l'aient
tenue en si grande estime, que les écoles de Cordoue
et de Venise, que les collèges de Montpellier et de
Paris lui aient ouvert toutes grandes les portes de
leurs laboratoires ; ce qui ne progresse pas est inu-
tile, ce qui est vieux ne vaut rien, ce qui a fait son
temps doit disparaître.

Et maintenant la place est libre !...

Accourez de toutes parts, médicaments nouveaux,
que nous ne connaissons pas encore, qui venez on
ne sait d'où. Vous êtes nés d'hier, sans doute, et
déjà le public vous connaît mieux que nous. Vos

fallacieuses réclames ont devancé votre renommée et grandi votre gloire ; en un jour votre réputation est faite, aujourd'hui vous avez atteint l'apogée, du moins l'apogée de vos désirs ; vous avez touché le but ; mais demain, demain dis-je, la Science outragée lèvera la tête et le flambeau de la vérité à la main, éclairant vos cupides mensonges, elle vous chassera devant elle et vous fera rentrer dans vos ténébreux repaires, que, pour le bien de l'humanité tout entière, vous n'auriez jamais dû quitter.

Oui, Messieurs, le temps n'est pas éloigné, je l'espère, où la Science opposera une digue infranchissable à ce fougueux débordement des remèdes nouveaux. La santé humaine ne sera plus davantage exploitée ou compromise par les charmes séducteurs d'un honteux charlatanisme. L'art de guérir revendiquera bientôt ses droits ; j'en ai la ferme conviction, le consolant espoir.

La médecine qui repose en entier sur l'expérience, n'accordera plus désormais sa confiance qu'aux médicaments dont elle est sûre, qu'à ceux qui, en toutes circonstances ne l'ont jamais trahie ; ceux-là seuls resteront en honneur, et si les découvertes nouvelles viennent en grossir le nombre, les nou-

veaux venus ne seront admis qu'après avoir justifié
de la constance de leurs effets et de la sincérité de
leurs mérites.

L'histoire de la médecine n'est pas tellement dis-
tincte de celle des autres sciences, que l'on ne puisse
y trouver, à toutes les époques, certains rappro-
chements.

Il est de constante observation que les sciences
éprouvent rarement de profondes réformes, d'heu-
reuses révolutions, sans rencontrer en chemin de
nombreux obstacles plus ou moins difficiles à
vaincre.

Les règnes impérissables des Ptolémées, les
siècles glorieux de Périclès et d'Auguste, où les
lettres, les arts et les sciences brillèrent d'un si vif
éclat, seraient peut-être plus grands à nos yeux,
s'ils n'avaient eu à traverser pour arriver jusqu'à
nous, ces nuits profondes d'ignorance et de barbarie
que nous offre le Moyen-Age.

Dans ces arides déserts des sciences les remarquables écrits de l'Antiquité s'égarèrent ou dispa-
rurent en grand nombre, comme jadis les précieux
manuscrits de la bibliothèque d'Alexandrie, dans
les flammes allumées par le fanatique Omar.

Les écrits des médecins grecs traduits en langue syriaque par les Juifs et les Chrétiens d'Orient, étaient devenus dès le VII° siècle les fondements des connaissances scientifiques des Arabes.

Mais sous la loi despotique du Coran, la médecine ne fit chez eux aucun progrès.

Il n'en fut pas de même cependant de la pharmacie et de la chimie.

Les Arabes ne désignaient pas autrement cette dernière science que sous le nom d'Alchimie (chimie par excellence).

Ceux qui veulent faire remonter bien haut son origine, prétendent que Moïse ne parvint à dissoudre le veau d'or que parce qu'il était alchimiste.

Que les Hébreux, les Egyptiens et les Grecs aient cultivé les sciences chimiques, ce n'est un doute pour personne, mais il est certain que l'Alchimie a pris naissance chez les Arabes et qu'elle a grandi sous la tutelle des philosophes du moyen-âge. Par ses pratiques superstitieuses, par ses doctrines insensées, elle a jeté dans l'étude des sciences médicales, je dois l'avouer ici, le trouble le plus fâcheux, le désordre le plus regrettable.

D'autres ajouteraient peut-être, qu'elle s'est im-

plantée en parasite sur le sein qui l'a nourrie pour
étouffer sa mère ; mais répondant à cette accusa-
tion je dirai que l'ingrate a largement restitué ce
qu'elle a pris.

L'histoire l'a jugée et lui a pardonné.

L'art d'extraire et de travailler les métaux que
l'Ecriture fait remonter à Tubalcaïn est resté pendant plus de 2000 ans sous le nom de science hermétique l'embryon de l'Alchimie.

Si l'on en croit Adam de Saint-Victor, saint Jean
l'Evangéliste possédait la science hermétique, et
Caligula, qui tenta de retirer de l'or du sulfure jaune
d'arsenic *(Orpiment)* devait être initié aux secrets
de cette science.

En l'an 176 de notre ère, un philosophe chrétien,
Athénagore, nous décrit d'une manière assez obs-
cure, du reste, dans le Roman du Parfait Amour,
quelques-unes des opérations de la science
d'Hermès.

Ainsi que l'a remarqué le pharmacologiste Virey,
il faut souvent aux hommes un but imaginaire capable de les enthousiasmer pour les porter à de puissants efforts, leur faire sacrifier repos, fortune et
peines, pour ce qu'ils poursuivent, et lors même que

l'objet qu'ils cherchent avec ardeur ne possède aucune réalité, ils n'en recueillent pas moins sur la
route inconnue où ils s'avancent des vérités impré-
vues, des résultats inespérés.

Tels furent les Alchimistes.

Nos laboratoires actuels, où se trouvent réunis ces
merveilleux et puissants instruments de précision
construits d'après les découvertes les plus récentes,
ne sauraient nous donner une idée de ce qu'était le
laboratoire des alchimistes.

C'est dans l'endroit le plus retiré de leur habita-
tion, qu'éclaire faiblement une étroite fenêtre, où
tout le mobilier se compose d'un fourneau, d'un
alambic et de quelques cornues, que travaillent avec
une ardeur et une patience admirables ces cher-
cheurs silencieux. L'amour de la science leur fait
aimer cette sombre cellule, véritable prison où la
nudité des murs disparaît sous les innombrables
signes d'un hiéroglyphique langage.

Dans leurs infatigables recherches, ils tourmen-
tent les substances que leur fournissent les trois
règnes de la nature, pour en tirer soit la pierre philosophale ou la transmutation des métaux, c'est-à-
dire l'art de transformer tous les métaux en or, soit

la panacée universelle, c'est-à-dire le remède capable de guérir toutes les maladies, de conserver la jeunesse et de prolonger la vie, soit l'âme du monde, ce quelque chose d'idéal qui devait engendrer le bonheur suprême.

Sous le nom d'Illuminés, de Cabalistes, de Chevaliers de Rose-Croix, ils travaillaient à ce que l'on appelait la recherche du « Grand OEuvre. »

Pour dissiper, sans doute, les longs ennuis du cloître, un grand nombre de moines se livraient à ce genre d'études.

Albert le Grand, dominicain de Cologne, fut le premier qui enseigna l'Alchimie. Il vint à Paris, et sous le nom de maître Albert, il fit des cours en plein air, sur la place qui porte encore aujourd'hui son nom « place Maubert. » Il composa un ouvrage sur les minéraux et les métaux, dans lequel il décrivit l'azurite, le minium, la céruse, le vitriol et le cinabre dont il fit la synthèse.

Le procédé qu'il donna pour préparer la potasse caustique est encore suivi de nos jours.

A la même époque le cordelier anglais, Roger Bacon, invente le microscope et perfectionne la poudre à canon en purifiant le nitre.

Saint Thomas d'Aquin indique la manière de colorer les vitraux ; le languedocien, Arnauld de Villeneuve, distille l'alcool ; Raymond Lulle, né à Majorque, et Isaac, le hollandais, préparent les eaux-fortes, le tartre calciné et l'esprit de nitre dulcifié.

Nicolas Hamel, né à Pontoise, qui fut soupçonné, à cause de sa grande fortune, d'avoir trouvé la pierre philosophale.

Le bénédictin allemand, Basile Valentin, qui crut en découvrant l'antimoine avoir trouvé la panacée universelle. Certains étymologistes nous assurent que les essais qu'il fit, à la suite du carême, sur les moines de son couvent réussirent si peu que treize d'entre eux furent empoisonnés. Il découvrit l'émétique, le beurre d'antimoine, prépara l'acide muriatique et rectifia l'alcool par des procédés qui n'ont pas encore reçu de modification.

En 1498, naquit en Suisse Théophraste de Hohenheim, plus connu sous le nom de Paracelse. Son père, médecin très instruit, dirigea ses études vers la médecine et l'alchimie.

Après avoir fréquenté les universités d'Allemagne, de France et d'Italie, dont il goûta peu l'enseignement, Paracelse parcourut le Tyrol, la Hongrie, l'Espagne, le Portugal, la Suède, la Prusse et la Pologne. Il fit même un voyage en Orient et revint après dix ans en Allemagne précédé d'une grande réputation.

Lorsqu'il devint en 1527 professeur à l'université de Bâle, il débuta par brûler devant son auditoire les écrits de Galien et d'Avicenne. Il voulut que ceux qui embrassaient la carrière médicale connussent les secrets de l'art cabalistique qui, à son avis, éclaircit tout et préserve de l'erreur.

Son imagination puissante, mais dévoyée, l'avait porté à admettre comme principe que la force vitale est une émanation des astres. Le Soleil se trouve en rapport avec le cœur, la Lune avec le cerveau, Jupiter avec le foie, Saturne avec la rate, Mercure avec les poumons, Mars avec la bile, Vénus avec les reins et les organes de la génération.

Les médicaments eux-mêmes portèrent le nom des astres et furent le spécifique des maladies de chacun des organes auxquels ceux-ci se rapportaient.

Les noms de sel de Saturne, safran de Mars, cristaux de Vénus en sont encore aujourd'hui de frappants exemples.

Paracelse expliquait le phénomène de la digestion par l'existence d'un être particulier, l'Archée, espèce de démon qui faisait dans l'estomac la fonction d'alchimiste, séparant la matière vénéneuse des aliments d'avec celle qui sert à la nutrition.

D'autres cherchant moins loin eussent appelé ce démon la Nature.

Sans discuter les réformes de Paracelse, sans apprécier leur mérite, il est de toute équité d'admettre que cet homme rendit à la Médecine de réels services, tant en affirmant la non-existence d'une panacée universelle, qu'en introduisant dans la thérapeutique l'usage des médicaments chimiques.

Toutefois, son orgueil, sa médisance et le mépris qu'il fit de ses devanciers, lui attirèrent malgré ses talents beaucoup d'ennemis ou de rivaux. La lutte fut aussi vive que les forces inégales ; et après avoir erré dans l'Alsace, la Suisse, la Souabe, la Bavière et l'Autriche, Paracelse expira à l'hôpital de Saltzbourg, à l'âge de quarante-huit ans, sans laisser même de quoi payer les frais de ses funérailles.

Telle fut la triste fin de celui que ses contem-

porains signalèrent comme un fou, disons le mot,
comme un faiseur de dupes.

Ce hardi réformateur avait expérimenté les médicaments à base d'alumine, d'antimoine, de fer,
de cuivre, de mercure, de plomb, de potasse, de
soude et de zinc, quoique les peines les plus sévères
en défendissent l'usage.

Malgré ces difficultés, l'impulsion donnée se pro-
page, les alchimistes continuent leur œuvre.

Libavius découvre le chlorure d'antimoine et
l'acide camphorique ; Quercetan , médecin de
Henri IV, compose un laudanum ; Van Helmont,
le fondateur de l'école chimique, étudie la fermen-
tation et recueille plusieurs gaz.

Un amiénois, Jacques de Le Boé dit Sylvius pro-
page les idées de Van Helmont dans un livre qui
eut l'honneur d'être réimprimé douze fois ; Drebbel
invente le thermomètre ; Jean Rey entrevoit le
rôle de l'oxygène dans l'oxydation des métaux ;
Houël fonde généreusement le premier jardin botanique de France.

Béguin publie un grand nombre de formules
secrètes des alchimistes et prépare le calomel ;
Glauber découvre les sulfates d'ammoniaque et de
soude et signale le goudron,

Kunkel fait du phosphore, Mynsicht de l'émétique, Diesbach du bleu de Prusse.

L'illustre Georges Stahl crée la théorie du phlogistique qu'il appuie par trois cents expériences.

Frédéric Hoffmann met en usage les préparations chimico-pharmaceutiques et tente l'analyse des eaux minérales.

Le savant Boerhaave compose son Traité des quatre éléments que ses contemporains regardent comme un chef-d'œuvre. L'immortel Lémery institue au Muséum le premier cours de chimie démonstrative ; Klaproth reconnaît la nature des pierres précieuses ; Margraff retire le sucre de la betterave ; Homberg, Tachenius, Bucholtz, Boulduc et Geoffroy s'illustrent par de nombreux et importants travaux. L'autrichien Wenzel, ce vagabond qui, à quinze ans, s'échappe de la maison paternelle, traverse toute l'Allemagne et vient en Hollande étudier la pharmacie.

Doué de cet esprit généralisateur et puissant qui trace la route des découvertes, il devient par ses écrits le véritable fondateur de la synthèse chimique.

Enfin l'humble et illustre Scheele qui, né de

parents pauvres, quitte à l'âge de douze ans le toit paternel pour entrer comme apprenti dans une pharmacie de Gothembourg.

Enumérer les découvertes qu'il fit à l'aide des appareils les plus simples, serait parcourir en entier le domaine de la chimie.

Je crois mieux vous le faire connaître par cette curieuse particularité de son existence, que nous retrace d'une manière si parfaite l'illustre et regretté secrétaire perpétuel que vient de perdre l'Académie des Sciences :

« Tandis que vers la fin de sa vie Scheele faisait l'admiration de l'Europe, il était presque inconnu dans son pays. On raconte même que le roi de Suède, dans un voyage qu'il fit hors de ses Etats, entendant sans cesse parler de Scheele comme d'un homme des plus éminents, fut peiné de n'avoir rien fait pour lui ; il crut nécessaire à sa propre gloire de donner une marque d'estime à un homme qui illustrait ainsi son pays, et il s'empressa de le faire inscrire sur la liste des chevaliers de ses ordres. Le ministre chargé de lui conférer ce titre demeura stupéfait. Scheele !... Scheele !... C'est singulier, dit-il. L'ordre était clair, positif,

pressant et Scheele fut fait chevalier. Mais, vous le
devinez, ce ne fut pas Scheele, l'illustre chimiste,
ce ne fut pas Scheele, l'honneur de la Suède, ce fut
un employé de l'administration, du nom de Scheele,
qui se vit l'objet de cette faveur. »

La théorie du phlogistique fortement ébranlée
par les découvertes de ces savants, presque tous
pharmaciens, se soutient à peine dans les écrits
des pharmacologistes Baumé, Macquer et les deux
frères Rouelle dont l'aîné fut le maître du grand,
de l'immortel Lavoisier.

Il était réservé à celui qui mérita si justement le
titre de Fondateur de la chimie, de faire disparaître les derniers vestiges des doctrines de Stahl
pour leur substituer cette admirable théorie de
l'oxydation, que devaient bientôt appuyer les lois
des équivalents, des poids atomiques et des propor-
tions multiples.

Les idées de Lavoisier ont à peine vu le jour,
que par leurs mémorables travaux, les Berthollet,
les Monge, les Laplace, les Fourcroy, les Guyton
de Morveau vont puissamment aider à opérer
cette heureuse transformation qui assurera bientôt
la supériorité de la chimie française.

S'élançant sur la même route, nous voyons apparaître avec non moins de gloire, les Vauquelin, les Gay-Lussac, les Thénard, les Davy, les Berzelius, les Chevreul, les Pelouze, les Dumas, les Pelletier, les Caventou.

Tous ont travaillé à l'édification de ce glorieux monument que les Wurtz et les Berthelot ont paré du plus gracieux décor.

Mais pour en creuser les fondations, pour en établir solidement la base, qui dira jamais ce qu'il a fallu de patientes recherches, de courageux efforts, de dangereux essais, de grands et généreux sacrifices !

Interrogeant la nature, Gehlen prépare dans son laboratoire l'hydrogène arsénié, il recueille ce gaz et déjà se dispose à en étudier les propriétés.

Mais pour arracher à la nature ses secrets, la science doit lui livrer une victime !

Gehlen soulève imprudemment la cloche qui renferme le nouveau gaz, il en respire quelques bulles, et sans qu'il lui soit fait grâce de souffrir, il se tord quelques instants dans d'atroces douleurs et bientôt expire empoisonné.

Il me serait trop long de vous énumérer ici les

noms de ces héros. Chaque année se multiplient les découvertes en même temps que s'ajoute à la liste déjà longue des martyrs de la science un contingent nouveau.

Je ne voudrais, Messieurs, abuser plus longtemps de la bienveillante attention que vous avez daigné m'accorder ; je me trouverai d'ailleurs suffisamment récompensé si, en essayant de soulever devant vous le voile mystérieux qui nous cache les siècles passés, j'ai pu vous montrer au prix de quels efforts la science qui s'occupe de l'art de guérir a mérité, tout à la fois, et votre estime et la confiance que vous lui accordez.

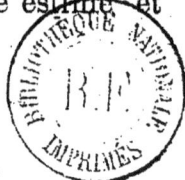

139